HYGIÈNE

DE

LA BOUCHE

PAR

LE Dr M. STEVENS

Docteur en médecine et en chirurgie dentaire ;
Diplômes de Londres et de Philadelphie ;
Ex Professeur de clinique à l'Institut odontotechnique de France ;
Ex Chirurgien-dentiste interne du collège dentaire de Londres ;
Membre des Sociétés odontologiques de France, de la Grande Bretagne,
de New-York, de Philadelphie et d'Italie.

TOURS

IMPRIMERIE PAUL BOUSREZ

1889

HYGIÈNE

DE

LA BOUCHE

HYGIÈNE

DE

LA BOUCHE

PAR

LE Dr M. STEVENS

Docteur en médecine et en chirurgie dentaire ;
Diplômes de Londres et de Philadelphie ;
Ex Professeur de clinique à l'Institut odontotechnique de France ;
Ex Chirurgien-dentiste interne du collège dentaire de Londres ;
Membre des Sociétés odontologiques de France, de la Grande Bretagne,
de New-York, de Philadelphie et d'Italie.

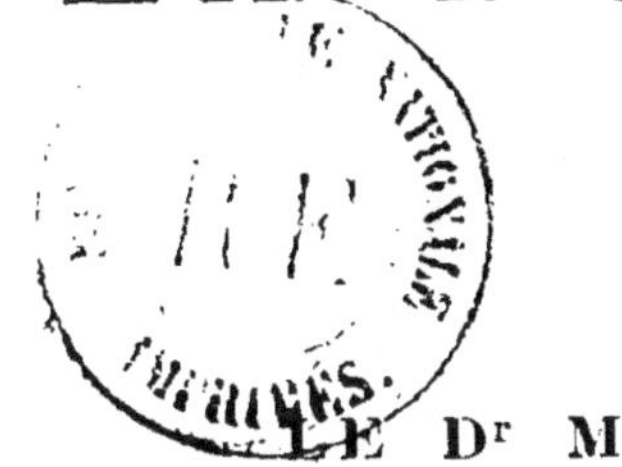

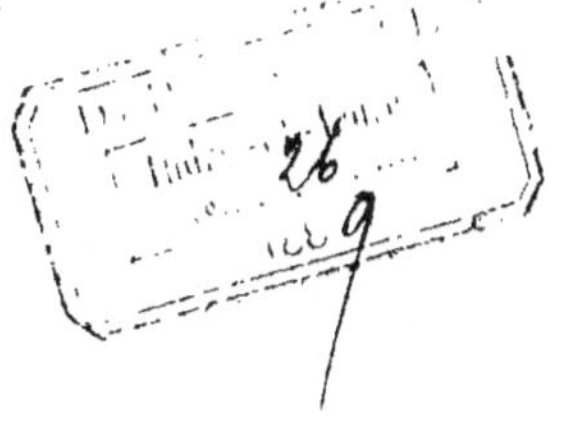

TOURS

IMPRIMERIE PAUL BOUSREZ

—

1889

HYGIÈNE

DE

LA BOUCHE

Aucune spécialité du grand art de guérir n'a fait, depuis ving
ans, autant de progrès que la chirurgie dentaire.

Le dentiste capable est à la fois médecin et chirurgien, mécani-
cien et artiste ; ses doigts ayant été dressés dès sa jeunesse à exécu-
ter les conceptions de son cerveau, il a pu doter sa spécialité d'un
attirail chirurgical merveilleux.

Cependant, malgré les perfectionnements apportés à cette branche
de l'art, il est incontestable que les dents deviennent de plus en plus
mauvaises, et que l'état défectueux de ces organes a un effet désastreux sur la santé de l'individu.

Les causes de cette dégénérescence dentaire sont multiples, et il
faudrait un volume pour les énumérer ; pourtant, si l'on ne les con-
sidère qu'au point de vue hygiénique, on reconnaît que c'est surtout à une alimentation irrationnelle, à un manque déplorable de
soins et à une violation de toutes les lois de l'hygiène, ou à un
surmenage moral et physique qu'il faut attribuer l'état de plus en
plus défectueux de notre dentition.

La négligence que le public manifeste en général pour les soins
à donner aux dents, provient surtout de ce qu'il n'a aucune idée
de l'importance qu'on doit accorder à ces organes qui, par leur al-
tération ou leur perte, sont souvent la cause de maladies d'estomac,
du foie, des reins, etc.

Depuis déjà nombre d'années, Lyden et Jaffe ont prouvé d'une manière irréfutable que les bacteries qui se trouvent dans la bouche mal soignée, peuvent, sous l'influence de certaines circonstances prédisposantes, causer des désordres graves aux poumons.

Le temps n'est plus où l'on se moquait de ces microbes dont l'existence n'avait pu être révélée aux savants que par le microscope ; aujourd'hui, les plus ignorants n'osent contester la réalité de ces infiniment petits, contre lesquels nous sommes si souvent impuissants.

La présence de certaines de ces bacteries dans la salive suffit à rendre la morsure humaine redoutable.

Pasteur, Raynaud et Lannelongue, à Paris, ont prouvé qu'on pouvait causer la mort d'un animal en lui injectant, sous la peau, de la salive humaine.

En répétant ces expériences avec de la salive prise sur des personnes dont la bouche était négligée, on a produit des accidents formidables avec une rapidité et une sûreté effrayantes.

Miller, de Berlin, Vulpian, Klein et Sternberg, nous ont démontré que certains micro-organismes, existant dans la bouche, pouvaient, introduits dans la circulation, causer de graves maladies.

Il est arrivé souvent que des dentistes se sont piqué le doigt avec un instrument dont la pointe était imprégnée de la salive d'une personne qui n'avait pas eu de sa bouche les soins que nous préconisons ; les effets de cette piqûre ont été désastreux et similaires à ceux qui résultent d'une piqûre anatomique.

Considérant ce qui précède, nous sommes tellement convaincus de la nécessité de prendre de nos instruments des soins minutieux, que nous considérons comme coupables les opérateurs qui les négligent ou qui se contentent de laver seulement leurs instruments après chaque client ; les outils doivent être passés à la flamme. « Il est indispensable d'aseptiser, c'est-à-dire de stériliser les instruments, et jusqu'ici aucun agent de stérilisation n'a donné de résultat comme la température de 120°. Pasteur l'a souvent démontré : ni bactérie, ni spore ne résiste à cette température.

Von Kaczorowsky démontre que, dans de nombreux cas de manque d'appétit, nausées, dyspepsie, anémie, etc., causés par le mauvais état de la bouche et de la salive, il n'a pu obtenir la guérison qu'en traitant et obturant les dents cariées, en enlevant le tartre et prescrivant au malade des dentifrices qui lui permettaient non seulement de débarrasser les dents du tartre qui finit par les ébranler et irrite les gencives, mais encore de fortifier la muqueuse de la bouche et détruire complètement les bactéries.

On voit donc qu'une hygiène qui peut prévenir de telles conséquences a une utilité incontestable.

Notre alimentation est mauvaise, comme le dit fort bien le D' Quinby; nous devenons de plus en plus raffinés dans notre cuisine, nos mets sont aujourd'hui d'une consistance si molle, que la mastication n'est regardée par le public que comme un luxe permettant de mieux en apprécier la saveur et que ne peuvent se donner les gens très occupés, qui ne consacrent à leurs repas que de très courts instants.

Le moindre inconvénient qui puisse résulter d'une nourriture déglutie sans une bonne trituration, et dont la mastication est par conséquent incomplète, est une digestion pénible. A cette cause sans doute, il faut attribuer la dyspepsie des agents de change, des notaires, des médecins.

On comprend facilement que les aliments mal triturés ne subissent que fort peu l'action de la salive qui doit opérer leur première modification, et encore moins celle du suc gastrique de l'estomac par lequel ils sont ensuite une cause d'irritation constante. Cet organe est obligé de se surmener pour accomplir l'acte de la digestion : d'où dyspepsie, gastralgie, etc.

De plus, les dents ne prennent plus d'exercice : or, comme tous nos organes, elles doivent subir la loi de la nature, c'est-à-dire fonctionner ou s'altérer dans leurs éléments constitutifs ; c'est ainsi que chez une personne qui a, par exemple, perdu plusieurs dents du haut, celles du bas sortent de leurs alvéoles et ne tardent pas à se déchausser complètement, si nous n'avons soin de remplacer le dents absentes par des dents artificielles.

C'est à cette même raison (et nous avons été, croyons-nous, de premiers à signaler cette particularité) qu'il faut attribuer la mauvaise dentition des ouvriers et paysans, qui sont mangeurs de soupe, et des personnes soumises à un régime lacté rigoureux.

Il est donc urgent, par une hygiène bien entendue, par une alimentation choisie avec plus de discernement, de chercher à relever l'état défectueux de notre dentition.

Il est certain qu'on ne peut en un moment réparer les effets fâcheux causés par l'incurie de plusieurs générations, cette réédification ne pourra se faire qu'à l'aide du temps.

Nous ne ferons que suivre, en cela, l'exemple des sauvages de l'Afrique, qui, s'il faut en croire l'éminent voyageur Stanley, prennent de leurs dents des soins méticuleux : ils les nettoient, après leur repas, à l'aide de petits morceaux de bois taillés.

Les animaux mêmes, il est triste de l'avouer, tirent, sous ce rapport, meilleur parti de leur instinct que nous de notre intelligence dont nous sommes si fiers.

Il est remarquable, en effet, que les petits chiens d'appartement, nourris de pâtées, ont l'haleine forte et les dents sales et déchaussées, tandis qu'au contraire le chien du pauvre, qui a une nourriture plus consistante que son instinct lui fait choisir de préférence, a les dents blanches et saines comme celles d'un loup.

Le choix d'une alimentation rationnelle a une importance beaucoup plus grande encore, lorsqu'elle est destinée à réparer les forces de la femme qui va devenir mère.

L'enfant, avant sa naissance, a déjà les couronnes de ses dents temporaires formées, recouvertes d'émail, et ce travail de calcification exigerait que la mère prît une nourriture riche en phosphates ; ce point si important est trop souvent négligé. On a le tort d'administrer les phosphates sous une forme insoluble, tels qu'ils ne peuvent s'assimiler, ou bien en solutions acides, au lieu de donner tout simplement des aliments qui en contiennent ; car on a remarqué que les remèdes végétaux agissent toujours, même en quantité impondérable, bien plus énergiquement que les médicaments minéraux (1).

Thompson nous en donne la preuve dans l'observation suivante :

« Avec un grand verre de Friedrichshall, on obtient un effet

---

(1) Le phosphate de chaux à l'état sec est inassimilable.

Les sirops de chlorhydro-phosphate de chaux, lacto-phosphate et biphosphate de chaux, contiennent des acides nuisibles pour les dents (acide chlorhydrique, lactique et phosphorique). Nous pourrions aussi citer le phosphate de chaux sous forme gélatineuse ; mais cette préparation est bien difficile à conserver ; dès qu'on enlève le bouchon elle commence à se corrompre.

Pour obvier à cet inconvénient, les pharmaciens ajoutent des liqueurs purgatif. Dans ce verre, il y a 1 g. 75 de soude et 1 g. 33 de sulfate de magnésie. La même dose prise en pharmacie ne produirait aucun effet appréciable. »

Jusqu'à 12 mois au moins, l'enfant ne doit boire que du lait pris soit au sein, soit au petit pot ; toute autre nourriture, dite substantielle, aurait un effet désastreux sur sa santé générale et, en particulier, sur le développement du système dentaire. Il est souvent utile, lorsque l'enfant a dépassé la première année, de joindre au lait un aliment d'une digestion facile, riche en principes phosphatés, qui aident puissamment au travail de calcification des dents. Il serait sage, si les parents de l'enfant avoient de mauvaises dents, de faire prendre à la nourrice un aliment extrait de graines contenant des phosphates. Quand nous jugeons une alimentation phosphatée nécessaire, nous prescrivons du Zoulka phosphaté comme déjeuner du matin. C'est un aliment et non un médicament, aliment délicieux, dont la composition, objet de minutieuses études et de longues recherches, est basée sur les données les plus exactes de l'hygiène alimentaire. Trié parmi les substances les plus pures et les plus nourrissantes du règne végétal, le Zoulka offre aux voies digestives un aliment complet sous petit volume. Les farines dont il est composé ont été débarrassées mécaniquement de toute impureté et de toute matière irritante, telle que germes, écorces, etc.

Lorsque les dents ont fait éruption, on doit continuer l'alimentation phosphatée, mais il faut aussi faire prendre à l'enfant une nourriture plus consistante ; l'exercice que, par ce moyen, il fera subir aux organes de la dentition, aura pour but de favoriser le dé-

---

et comptent sur la quantité d'alcool qu'elles contiennent pour empêcher leur préparation de s'aigrir.

Nous croyons qu'il est nuisible pour les adultes d'avoir recours aux spiritueux ; mais comme les avis sont fort partagés à ce sujet, nous nous contentons d'affirmer, sans crainte d'être contredit, qu'on ne peut vraiment ordonner aux mères de famille d'administrer à leurs bébés des solutions qui contiennent autant d'alcool que de la chartreuse ou du curaçao.

Nous croyons donc qu'il est préférable de chercher surtout les phosphates dans les végétaux qui en contiennent. Ils se trouvent dans ces plantes en quantité moindre, il est vrai, mais l'assimilation en est facile. (*Voir les travaux du prof. Robin et ceux du Dr Payen.*)

veloppement de la mâchoire trop étroite, question importante qui assurera la disposition régulière des dents.

Pour que la mastication se fasse lentement, il est bon de faire boire les enfants après et non pendant les repas.

Le but de l'hygiène étant la conservation de la santé, notre bien le plus précieux, il faut surtout, en ce qui concerne la bouche, empêcher toute cause de carie dentaire.

Or, la carie a pour cause principale la dissolution des sels calcaires de la dent par un acide, que cet acide soit produit par une modification morbide de la salive, qu'il soit introduit dans la bouche par l'alimentation ou dans un but thérapeutique, ou enfin — et c'est le cas le plus fréquent — qu'il soit produit par la fermentation des aliments ayant séjourné entre les dents.

C'est à cette acidité, résultat d'une fermentation, que les populations qui font la cuisine au beurre doivent d'avoir de si mauvaises dents; le beurre, en effet, surtout le mauvais beurre, se transforme rapidement en acide butyrique et en acide lactique.

Aussi les méridionaux, qui n'emploient que de l'huile dans leurs préparations culinaires, ont-ils, *en général*, de meilleures dents que les habitants du Nord.

Il va sans dire qu'il y a de notables exceptions à cette règle. — Par exemple, les Napolitains, qui font abus de boissons glacées, ont des dents déplorables; — il faut ajouter que leur alimentation est molle et ne réclame pas une mastication sérieuse.

Le cidre, nous n'en sommes plus à l'apprendre, a, grâce à son acidité sucrée, une influence néfaste sur les organes de la dentition.

La bouche, par sa température élevée, favorise l'action des acides et devient un véritable incubateur de microbes, et la rapide destruction des organes dentaires doit moins nous surprendre que leur pouvoir de résistance.

A mesure qu'elle vieillit, la dent devient d'un moins facile accès à l'envahissement de la carie, car le sang, qui circule dans les petits vaisseaux de la pulpe, y apporte continuellement des sels de chaux qui la rendent plus dure. Cette répartition se fait même parfois d'une façon si active que la cavité pulpaire peut être complètement oblitérée.

Dans certaines maladies, surtout celles qui ont un caractère fébrile, il y a destruction totale de tout l'organisme, les gencives se congestionnent, la langue est chargée, la salive devient acide, il y a prédominance de mucus ; en ce cas, il faut redoubler de soins hygiéniques, sans cela les dents, étant pour ainsi dire constamment baignées par un liquide acide, ne tardent pas à se décalcifier.

C'est également à un état morbide de la salive qui se produit pendant la gestation que doit d'être justifié le proverbe disant que chaque enfant coûte une dent à sa mère.

Chez certaines personnes, les dents ayant, à l'époque de leur formation, subi un arrêt dans leur nutrition, présentent un terrain tout préparé à l'action corrosive des acides ; c'est surtout en ce cas que l'hygiène doit être plus rigoureusement observée.

Les aliments, lorsqu'ils séjournent entre les dents, sont non seulement une source de carie, mais ils ont encore l'inconvénient de donner à l'haleine une odeur fétide.

C'est cette même odeur qui se communique aux appareils dentaires, lorsqu'ils ne sont pas désinfectés plusieurs fois par jour.

Il faut supprimer cette odeur à l'aide d'un élixir dentifrice antiseptique, préparé avec soin, et non la masquer avec une eau parfumée.

Toute personne ayant des habitudes sédentaires ou qui est malade, toute femme enceinte ou seulement indisposée, ont l'haleine viciée ; ces personnes doivent, pour obvier à ce fâcheux inconvénient, prendre les soins généraux que dicte le bon sens et que le médecin recommandera.

Comme il est assez difficile de s'apercevoir soi-même qu'on a l'haleine forte, et que nos meilleurs amis se garderont bien d'avoir la franchise de nous en avertir, voici un moyen infaillible d'être éclairé à ce sujet : on se place devant une glace et on tire la langue ; si elle est rose, tout est pour le mieux ; si, au contraire, elle est blanche, râpeuse, malpropre, l'haleine doit empester ; il faut avoir recours alors à des gargarismes toniques et antiseptiques fréquents.

Un préjugé absurde, malheureusement accrédité dans le public, consiste à croire que les fausses dents gâtent celles qui restent ; il est facile de renverser cette accusation, puisqu'il est démontré que des parcelles d'aliments, séjournant entre deux dents naturelles, fermentent, grâce à la chaleur humide de la bouche, et se transforment en substances acides. N'est-il pas évident que si on a la négligence de laisser entre une dent naturelle et une fausse des débris d'aliments, ceux-ci subissent la fermentation acide et agissent sur la dent naturelle tout comme si sa voisine ne faisait pas partie de l'appareil.

Mais le rince-bouche ne suffit pas ; il est nécessaire de se nettoyer les dents avec une brosse à touffe préalablement humectée et chargée de poudre dentifrice, et de ne pas brosser latéralement comme on le fait la plupart du temps, car, par ce moyen, on n'atteint que les points proéminents ; il faut que la brosse agisse verticalement, de haut en bas pour les dents du haut, et de bas en haut pour les dents du bas ; elle pénètre ainsi dans les interstices et agit d'une façon utile. La forme doit se prêter à la disposition anatomique des dents ; lorsqu'une brosse est mal faite, comme celles qui ont été fabriquées à la machine, elle est plus nuisible qu'utile car elle refoule entre les dents les substances alimentaires qui s'y acidifient et amènent la carie de ces organes.

Les brosses, lorsqu'elles ont servi, doivent être essuyées et tenues debout dans un récipient ; sans cette précaution, les poils pourrissent et produisent en tombant dans la bouche un effet des plus désagréables.

Il est des personnes qui s'imaginent qu'il est nuisible de brosser les dents des enfants : c'est encore là un préjugé qui trouve sa source dans l'usage de préparations nuisibles mises en vente par les parfumeurs ; aussi doit-on, dès qu'elles ont fait éruption, tenir les dents avec une extrême propreté.

Il faut les leur brosser soir et matin avec une petite brosse à touffe chargée de poudre et, quand ils auront appris à se gargariser, leur faire rincer la bouche après leur repas, avec de l'eau contenant 5 0/0 d'un élixir antiseptique et tonique.

Pour les personnes dont les dents se recouvrent abondamment de tartre, la poudre dentifrice que nous recommandons habituellement n'est pas suffisante : il faut alors se servir d'une pâte dont l'action sera plus efficace ; dans ce cas, se bien garder de tremper la brosse dans la pâte, car ces produits, lorsqu'ils sont bien préparés sont très hydrophiles ; il vaut mieux, à l'aide d'un canif, en couper une petite partie que l'on étend ensuite sur la brosse.

Il arrive souvent qu'après s'être brossé les dents il reste encore quelques parcelles d'aliments ; on peut les chasser en passant entre les dents un fil de soie, mais il faut éviter d'employer les cure-dents.

Grâce à cette hygiène, on évite bien des maladies de la bouche et même de la gorge, car les parasites qui peuvent être apportés par l'air sur une muqueuse saine, baignée fréquemment par un liquide antiseptique et fortifiant, ont peu de chances de se propager à l'arrière-bouche.

Or, c'est souvent, nous dit encore von Kaizorowsky, par continuité et contiguité que des microbes peuvent, après avoir gagné la gorge, descendre dans le tube digestif ou les voies respiratoires, ou bien encore, remonter dans les régions rétro-pharyngiennes et nasales et gagner le nez, les oreilles et même les yeux, par les conduits lacrymaux.

Un élixir antiseptique bien préparé peut suffire à préserver de tous ces accidents.

Les soins que l'on prend pour les dents naturelles, il faut les avoir aussi pour les dents artificielles : après avoir lavé la pièce à fond avec du savon blanc, on repolit avec la pointe d'un petit bâton de bois et un atome de pâte ou de poudre dentifrice tous les endroits qui doivent toucher les dents naturelles ; d'autre part, il est bon de passer sur les dents qui soutiennent la pièce un pinceau imbibé d'eau dentifrice pure.

Quand la pièce n'est pas dans la bouche, avoir soin de la laisser dans un bain composé d'eau et d'une cuillerée d'élixir dentifrice.

Malgré toutes ces précautions, on ne peut empêcher complètement le dépôt du tartre sur les dents naturelles, aussi est-il nécessaire, une fois au moins par an, de les faire nettoyer et repolir par un dentiste expérimenté. Tels sont les soins hygiéniques qui, intelligemment appliqués, peuvent prévenir les caries dentaires et les accidents qui en sont si souvent la conséquence.

Le docteur-dentiste fera bien d'enseigner à ses clients le moyen d'empêcher une carie de s'aggraver; pour cela, il suffit d'introduire dans la cavité un tampon d'ouate imbibé d'un baume obturateur et sédatif; on peut, en changeant journellement le coton, attendre quelque temps avant de faire obturer la cavité.

Lorsque la dent est douloureuse au toucher, si elle donne lieu à une inflammation violente de la gencive, on doit la laisser absolument débouchée et badigeonner la gencive (séchée préalablement avec un tampon d'ouate) avec un pinceau imbibé d'une préparation calmante.

On peut encore appliquer, pendant une heure ou deux, sur la gencive un gros tampon d'ouate trempée dans une cuillerée à café d'eau dentifrice pure, additionnée de quelques gouttes d'une préparation calmante.

Il est bon aussi de recommander aux mères, si soucieuses de la santé de leurs enfants, de veiller à ce que les premières grosses molaires permanentes (dents de six ans) se conservent bien saines, car trop souvent on les prend pour des dents de lait, et on se préoccupe peu de leur conservation.

Il va sans dire qu'il faut s'assurer que non seulement les secondes dents, mais aussi les dents de lait sont bonnes ; dans le cas contraire, le dentiste doit les obturer, car les enfants comme les adultes doivent mastiquer convenablement; de plus, la présence d'une carie dans une dent de lait, peut, en donnant asile à des débris d'aliments, être une cause de carie pour une dent permanente voisine.

La cause la plus fréquente de la carie étant le résultat de la décomposition de parcelles d'aliments logées dans les interstices dentaires, le but d'une hygiène bien comprise doit être de les expulser et de purifier la bouche.

C'est à quoi l'on arrive en grande partie par l'emploi du rince-bouche : on conçoit donc que l'on doit en user à la fin de chaque repas.

Son emploi était autrefois habituel ; chaque convive, sans quitter la table, se rinçait consciencieusement la bouche; cet usage, s'il était salutaire au point de vue hygiénique, blessait certainement les convenances, aussi y a-t-on à peu près renoncé.

Mais ces soins que l'on ne peut se donner en public, rien n'empêche de les prendre chez soi en particulier, et cela, non seulement après chaque repas, mais aussi le matin et le soir.

Nous ne saurions mieux démontrer son utilité qu'en rappelant ce que dit à ce sujet le Dʳ Andrieux :

« L'usage régulier du rince-bouche après les repas est d'une utilité incontestable. Grâce à lui, les aliments qui se logent entre les dents, mais qui n'y sont cependant pas trop serrés, tous ceux qui pénètrent dans les sillons gingivo-dentaires, tous ceux qui s'amassent dans les anfractuosités de la face triturante des molaires, tous ceux enfin qui séjournent dans les gouttières gingivo-labiales et gingivo-génales sont à peu près entièrement entraînés par les courants d'eau que produit l'action des lèvres, des joues et de la langue. »

Il est bon de joindre à l'eau que l'on emploie 5 % d'une eau dentifrice préparée scientifiquement.

Beaucoup de personnes s'imaginent que les dentifrices préparés par les parfumeurs ont la propriété de donner à l'haleine une odeur agréable ; c'est là une profonde erreur, car beaucoup de parfums suaves et délicieux à froid ne tardent pas, en effet, quand ils sont soumis à la chaleur de la bouche, à se corrompre, et prennent une odeur nauséabonde.

Une eau dentifrice ne doit pas seulement être agréable au goût, elle doit aussi posséder des propriétés toniques, antiseptiques et germicides destinées à stériliser les matières fermentescibles qui auraient pu résister à l'action de la brosse.

Les pâtes et les poudres doivent, en plus, avoir une réaction alcaline, afin de neutraliser l'acidité de la salive.

Le meilleur moyen de se servir avec efficacité et économie d'une eau dentifrice est de mettre à peu près une cuillerée à soupe d'eau dentifrice dans un verre contenant environ 20 cuillerées à soupe d'eau ; on prend de temps en temps pendant la journée une gorgée du mélange, et l'on essaie de la garder quelque temps dans la bouche, afin de laisser aux propriétés antiseptiques et germicides le temps d'agir utilement.

Pour certaines personnes dont les dents et gencives sont en très mauvais état, l'eau dentifrice tonique et antiseptique, qui convient à tout le monde, n'a pas une action suffisante.

Le dentiste devra dans ces cas conseiller d'adjoindre à l'eau dentifrice des médicaments plus énergiques.

On doit bien se garder d'employer les antiseptiques minéraux ordinaires qui, outre leur odeur désagréable, présentent, par le fait de leur mode de préparation, de sérieux dangers, non seulement pour les dents mais aussi pour la santé générale.

IMP. PAUL BOUSREZ, TOURS.

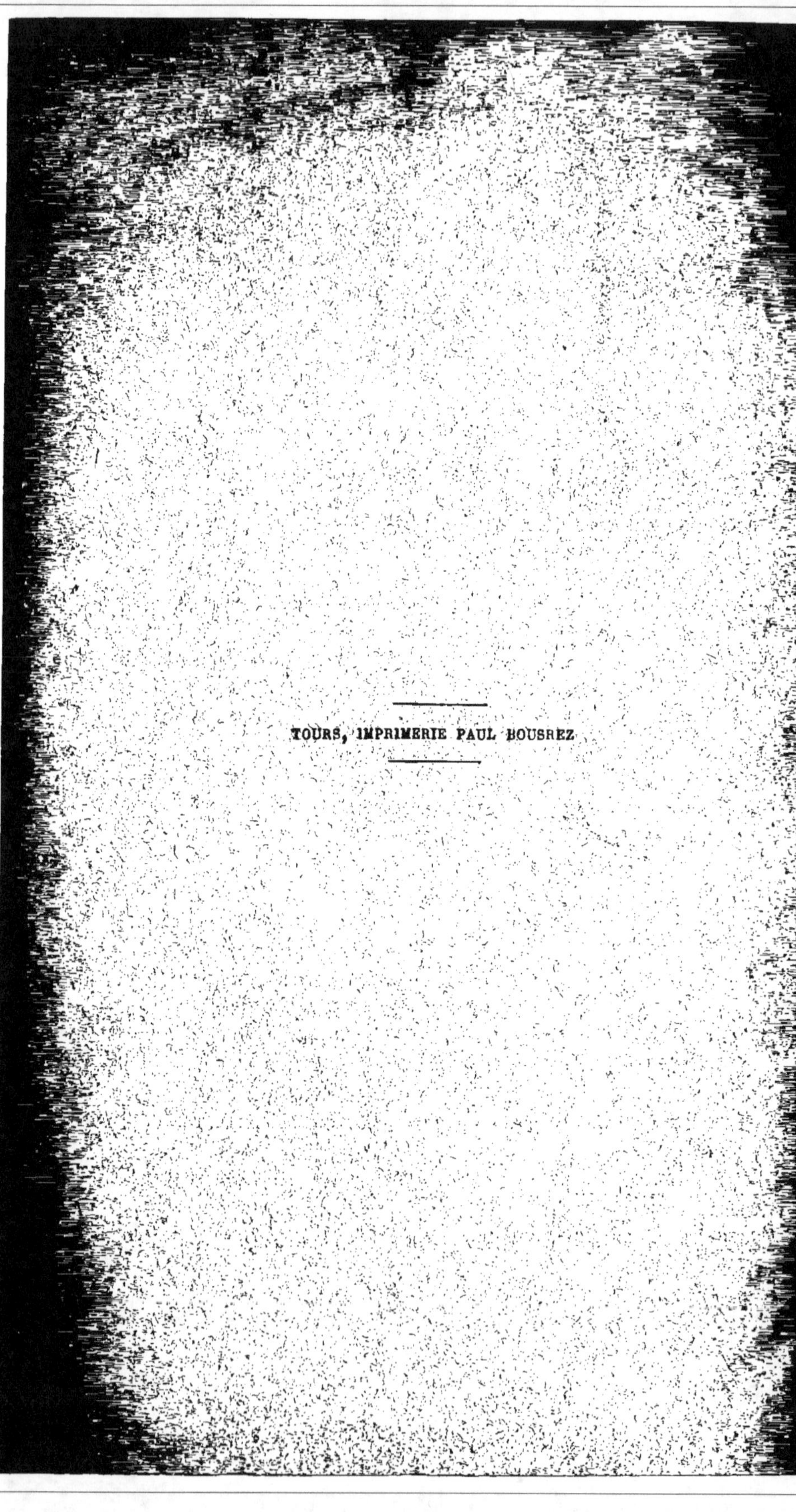
TOURS, IMPRIMERIE PAUL BOUSREZ